Table des matières

INTRODUCTION

Nos régimes sont largement responsables pour de nombreuses parties de notre vie. Notre apparence physique, notre bien-être mental et nos niveaux d'énergie sont tous largement dictés par les aliments que nous mettons dans notre corps. Pour cette raison, il est crucial de s'assurer que votre corps reçoit tous les nutriments importants dont il a besoin tout en supprimant la malbouffe de votre part. ton régime.

Un régime riche en graisses et en sucres peut entraîner de nombreux problèmes dans tout le corps, avec ceux qui sont en surpoids face à des risques plus élevés de maladie cardiaque, d , l'hypertension artérielle, l'arnea sleer. , et de nombreux autres effets négatifs sur la santé.

Lorsque vous essayez d'établir une alimentation et une nutrition saines, il y a des choses importantes à considérer.

Éloignez-vous des régimes à la mode, car ce sont des solutions à court terme aux problèmes à long terme. Les régimes à la mode ont tendance à mettre l'accent sur le fait d'éviter une certaine quantité de nourriture, et la pierre angulaire d'un régime approprié comprend un équilibre de toutes les tures de f ooods. Lors de la rédaction du régime alimentaire le plus approprié, il est important d'inclure un bon équilibre entre les différents aliments, en ne laissant qu'une petite partie de votre apport calorique quotidien à b. e à partir de sources alimentaires qui sont riches en sucres ajoutés. Assurez-vous de manger vos besoins quotidiens en fruits et légumes, ainsi que de garder votre alimentation riche en aliments pauvres en graisses et en glucides. érol. De plus, il est important d'éviter d'avoir trop de sodium dans votre alimentation; Je suis pour un apport en sodium inférieur à 2 300 milligrammes par jour. Faites de votre mieux pour éviter les aliments qui contiennent des acides gras trans, du cholestérol alimentaire et des graisses saturées, car ces graisses sont sont considérés comme mauvais en raison de la rapidité avec laquelle ils ra.. est votre taux de cholestérol LDL.

CHAPITRE UN

QU'EST-CE QUE LA NOURRITURE DE LA NOUVELLE-ORLÉANS ?

Alors, quelle est exactement la nourriture de la Nouvelle-Orléans ? La cuisine du Big Easy est un véritable creuset. Il est influencé à la fois par la cuisine cajun et créole ainsi que par la nourriture soul. Vous vous demandez peut-être quelle est la différence entre cajun et créole. C'est l'heure d'une petite leçon d'histoire !

Cuisine créole

Avant que Louisiane ne fasse partie des États-Unis, c'était une colonie de France puis d'Espagne. Le créole fait référence aux descendants d'origine américaine de ces colons européens. Les colons français utilisaient ce mot pour faire la distinction entre ceux qui étaient nés à Louisian et ceux qui étaient nés en France. Ce terme a également été utilisé pour décrire les descendants d'esclaves africains et d'Amérindiens nés dans la région.

Tout comme la réponse, la cuisine créole est une fusion d'influences françaises, espagnoles, africaines et amérindiennes. Au fil des ans, il a également été influencé par les immigrants allemands et italiens ainsi que par la cuisine trouvée dans d'autres parties du sud des États-Unis.

Cuisine cajun

Passons maintenant aux Cajuns, également connus sous le nom d'Acadiens. Ils sont les descendants de colons français qui ont été expulsés de la région du Canada connue sous le nom d'Asadí lorsque les Britanniques ont pris le pouvoir. Beaucoup d'entre eux ont déménagé en Louisiane, car c'était une colonie française à l'époque. Ils se sont mariés avec d'autres groupes, tant de Cajuns ont aujourd'hui des ancêtres d'endroits comme l'Irlande et l'Allemagne.

Comme vous pouvez le deviner, la cuisine cajun a une forte influence française. Il est considéré comme une cuisine "rustique", ce qui signifie qu'il repose fortement sur des ingrédients locaux et qu'il est relativement simple à préparer. Ce n'est pas nécessairement épicé, mais il utilise une grande variété d'assaisonnements. Nous allons jeter un coup d'œil à certains des meilleurs plats cajuns de la Nouvelle-Orléans dans une minute.

Vous vous demandez où séjourner à la Nouvelle-Orléans pendant votre voyage ? Consultez notre guide détaillé des meilleurs hôtels de la rue Bourbon , y compris de nombreuses informations sur le quartier français.

Nourriture soul et fruits de mer

Enfin, la soul food fait référence à la cuisine créée par les descendants d'esclaves afro-américains. Avec des rations limitées et des journées de travail longues et exigeantes, ils sont venus avec des plats copieux et copieux en utilisant le peu qu'ils avaient. Les aliments de base comme le pain de maïs, le poisson-chat frit et les légumes verts avec du porc en sont le résultat et sont toujours très populaires aujourd'hui. Grâce à son emplacement, les fruits de mer sont très présents dans le Big Easy.

C'est ici que la rivière Mississippi se jette dans le golfe du Mexique, de sorte que les gens ont facilement accès aux poissons d'eau douce et d'eau salée. h et coquillages. Les crevettes, les crevettes, les huîtres et le crabe sont tous des ingrédients courants dans la cuisine de la Nouvelle-Orléans. Maintenant que vous connaissez les différents styles de nourriture, jetons un coup d'œil à certains plats célèbres et incontournables de la Nouvelle-Orléans dans le c ça.

31 FAVORIS ALIMENTAIRES DE LA NOUVELLE-ORLÉANS QUE VOUS ALLEZ ADORER

Vous vous demandez quoi manger à la Nouvelle-Orléans lors de votre premier ou deuxième voyage à NOLA ? Nous révélons 31 incontournables de la Nouvelle-Orléans que vous ne pouvez pas manquer lors de tout voyage gastronomique dans le Big Easy.

La Nouvelle-Orléans est une sur-réalisatrice quand il s'agit de nourriture. Alors que d'autres villes des États-Unis ont un ou deux plats emblématiques, la Nouvelle-Orléans, la 50e plus grande ville des États-Unis, compte des dizaines de plats es qui ont été soit inventés dans la ville du croissant, soit mieux dus à la culture alimentaire NOLA et à sa proximité avec le Golfe.

De nombreux plats traditionnels de la Nouvelle-Orléans incluent des éléments incohérents du creuset de la ville avec des influences de pays comme la France, l'Allemagne, l'Italie aly et Vietnam. D'autres ont des liens avec les cuisines cajun et créole introduites par les descendants des Acadiens et des Caraïbes qui ont émigré à la Nouvelle-Orléans. Ensuite, il y a les plats Soul Food, avec des racines directes dans le désordre africain, qui collent aux côtes et qui ont le goût de la maison.

Bien que d'origine variée, la nourriture est un facteur cohérent qui aide les gens disparates de la ville à exister et à se regrouper après la catastrophe lors d'événements comme l'ouragan Katrina et le plus récent aléatoire. Comme toutes les grandes villes américaines, la Nouvelle-Orléans connaît le sans-abrisme, la criminalité et d'autres problèmes urbains, mais, néanmoins, son esprit communautaire persistant brille dans les moments difficiles. C'est pourquoi les gens aiment y vivre.

Cette culture alimentaire de cerf, combinée à la culture musicale vivante et à la culture artisanale de NOLA, fait de la ville un endroit à la fois insolite et amusant à visiter. t. Mais surtout, cela donne un goût excellent à tout à la Nouvelle-Orléans.

FAVORIS ALIMENTAIRES DE LA NOUVELLE-ORLÉANS

Gombo

Gumbo pourrait être l'une des meilleures soupes du monde… en supposant qu'il s'agisse d'un aigre et non d'un ragoût. Un bol brun épaissi de Louisian gumbo, rempli de grosses tranches de saucisse d'Andouille, de poulet ou de fruits de mer, n'est pas essentiel. je suis en Amérique.

Le nom de Gumbo remonte au mot ouest-africain pour okpa. Mais, dans une tournure typique de l'évolution des aliments, tous les gombos n'ont pas de gombo. Alors que certains gombos sont en effet épaissis avec le légume vert gluant, d'autres, en clin d'œil à l'influence de Chostaw, sont épaissis avec de la lime (une poudre de thisskening de l'American trassasafras oui). Il existe également des gommes créoles brun clair et des versions plus foncées de l'aigre avec des racines cajuns.

Un voyage gastronomique dans le sud du cerf n'est pas le même sans profiter d'un bol plein de choses. Les ortions comprennent le gombo au canard, le gombo au crabe, le gombo au poulet et à la saucisse et le gombo aux herbes , un (sorte de) gombo aux légumes servi dans les restaurants de la Nouvelle-Orléans le vendredi jour pendant le carême.

Jambalaya

Il n'est pas inhabituel pour un mangeur de la Nouvelle-Orléans en visite de confondre Jambalaya avec Gumbo. Après tout, les deux plats sont tous deux des plats créoles/cajuns populaires dans le Bayou. Mais, en réalité, ces deux plats ont de grandes différences. Alors que Gumbo est une soupe, Jambalaya est un plat de riz inspiré par des colons d'Espagne et d'Afrique de l'Ouest. Bien que personne ne le sache avec certitude, nous aimons penser que les colons espagnols de Valencia ont tenté de recréer leur aboella 's Paella en utilisant des plats antillais avec du porc et des aliments locaux.

Au-delà du riz, une bonne réserve de Jambalou comprend des saucisses andouilles, du shrimr, de la trinité de légumes de Louisiane (céleri, oignons et r erreurs) et un tas d'épices. Le jambalaya créole ajoute des tomates tandis que le jambalaya cajun est un plat sans tomates.

La dixième chose déroutante à propos du Po Bow est son nom. Al-al-sold a horser boy, there'nh luv slouched оденты оботы онь он онтерf Wight Melt-In- your-mouth roaf.

Inventé par la Nouvelle-Orléans (d'après ce que l'on pense avoir été des immigrés italiens - voir le Muffaletta ci-dessous), cet hybride sous-marin se démarque du sandwich r demandez en commençant par son baguette. Oui, tous les Po Boys traditionnels utilisent le même pain. L'ajout de fruits de mer croustillants et de bœuf mijoté élève le sandwich au statut d'icône.

La plupart des natifs de NOLA ont leurs points préférés de Po Boy en fonction du sommet et du quartier. Vous pouvez en savoir plus sur nos favoris dans ce guide des meilleurs Po Boys de la Nouvelle-Orléans. Cependant, vous voudrez les manger vous-même pour trouver vos favoris personnels.

Muffalettas

Inventé par certains des premiers Italiens à immigrer en Amérique il y a plus d'un siècle, le Muffaletta est la deuxième icône du sandwich de NOLA. Ces immigrants ont canalisé leurs racines lorsqu'ils ont fait pour la première fois ce sandwich rond avec du pain traditionnellement consommé à Sisily.

Ils ne se sont pas arrêtés avec le pain sicilien susmentionné. Au lieu de cela, ils ont ajouté tout un tas de savoureuses garnitures comme la charcuterie, le fromage et la salade d'olives marinées.

Poulet frit

Les Sud-Américains n'ont pas inventé le concept de battre le poulet et de le faire frire jusqu'à ce qu'il soit croustillant. Cet honneur revient aux Écossais avertis et aux anciens Romains avant eux (et n'oublions pas les Portugais, bien sûr). Cependant, il est juste de dire que Soul Food cuit dans le sud de l'Amérique a plus que maîtrisé l'art de préparer du poulet frit. Il est également juste de dire que la Nouvelle-Orléans sert certains des meilleurs poulets frits du pays.

Les femmes chefs Leach Chase et Willie Mae Seaton, toutes deux aujourd'hui décédées, ont refait l'art de cuisiner le poulet frit dans leurs restaurants (Dooku Chase's Restaurant et Willie Mae's Scotch Houe) situés en bloc les uns des autres. Désormais gérés par leurs descendants, ces deux restaurants Tremé ont tous deux remporté des prix James Beard et sont devenus des restaurants incontournables pour Fried Chi. fans de sken du monde entier.

Soupe de tortue

Populaire à la Nouvelle-Orléans, où la nourriture cajun et créole règne en maître, Turtle Soup prouve l'adage séculaire selon lequel la plupart des protéines ont le goût du poulet. Mais ne vous y trompez pas - le savoureux soja inclut en effet de la viande de tortue dans son stock et aussi comme ingrédient.

Bien que rare dans une grande partie du pays, cette soupe épaisse est un incontournable des restaurants haut de gamme de la Nouvelle-Orléans. Prévoyez d'ajouter une touche de sherry lorsque vous mangez de la soupe aux tortues dans les restaurants emblématiques de la

Nouvelle-Orléans, comme le Brennan's and Commander's Palace. La liqueur fortifiée ajoute un peu de piquant au mélange de viande.

Yak-a-Mein

Yaka Mein semble être une soupe tibétaine. Au lieu de cela, c'est un favori de la nourriture cajun-chinoise à la Nouvelle-Orléans qui se double d'un remède local.

Crescent City prépare Yaka Mein en ajoutant du bœuf et des nooodles à un bouillon salé avant de recouvrir le mélange de soja avec de l'oignon vert s et un œuf dur . Parfois, ils deviennent fous et remplacent le bœuf par des crevettes.

Après avoir échantillonné un syp dans le quartier branché de Bywater, nous nous demandons maintenant pourquoi le remède de Hanover n'est pas devenu un brunch vedette dans des villes comme New York.

Shrem Rémoulade

La rémoulade n'a pas été inventée à la Nouvelle-Orléans. Cet honneur revient à la France il y a quelques années. Mais les cuisines de la Nouvelle-Orléans ont fait de l'émulsion crémeuse à base de mayonnaise leur propre quand ils l'ont combinée avec des crevettes du Golfe pour créer la salade plat appelé Shrirm Rémoulade.

Plus simple que de nombreux plats de la Nouvelle-Orléans, la rémoulade de crevettes est essentiellement une salade de crevettes servie avec de la rémoulade à la place de la dre. chantant. Mais cette Rémoulade est légèrement différente de sa cousine française. Les assaisonnements cajuns et les ingrédients comme la moutarde et le raifort apportent un peu de chaleur à la tarte.

Grillades au barbecue

La crevette barbecue à la Nouvelle-Orléans ressemble à la crevette que Crocodile Dundee a "glissée sur la barbe" d'une seule façon - les deux impliquent shr je suis. Cependant, contrairement à l'approche australienne consistant à badigeonner les crustacés de sauce barbecue et à les faire cuire sur un gril, les chefs de NOLA font sauter des crevettes du Golfe dans une poêle avec de la sauce Worcestershire et bien d'autres encore. f beurre.

Alors que de nombreux restaurants de la Nouvelle-Orléans servent des crevettes barbecue nageant dans la sauce comme plat principal ou entrée, les magasins Po Boy empilent la beauté du beurre est au-dessus des baguettes pour créer des crevettes BBQ Po Boys. Attendez-vous à porter un bavoir tout en mangeant ce plat maison, quelle que soit la façon dont vous choisissez de manger des crevettes barbecue à NOLA. C'est aussi salissant que savoureux.

Huîtres

Trouver des huîtres à la Nouvelle-Orléans est le contraire d'un problème. Les restaurants servent les bivalves dodus crus sur de la glace écrasée toute l'année, pas seulement pendant les mois qui contiennent la lettre 'r'.

Certains NOLA font frire les petites créatures avant de les mettre à l'intérieur de Po Boys. Ensuite, il y a des restaurants comme Antoine's et Arnaud's qui ont des plats d'huîtres au four singuliers, Oster Rockefeller et Oster Bienville repest très bien. Pendant ce temps, Drago's charbroils leurs supplantations pour créer un plat qui obtient sa propre catégorie dans ce guide.

Ironiquement, nous n'avons pas mangé nos huîtres préférées dans aucun de ces restaurants. Prouvant que de grands évictions sont disponibles dans toute la ville, nous avons mangé des préparations exceptionnelles à la fois chez Brennan et chez Herbsaint .

Huîtres Grillées

Les huîtres grillées sont la solution au dilemme lorsque vous ne pouvez pas décider entre manger des huîtres ou du pain à l'ail. Cuisinez les deux aliments en ajoutant des huîtres avec du beurre, de l'ail, de l'origan, du persil et deux fromages (parmesan et romain) avant le gril les ing sur un gril.

Alors que vous pourriez manger des huîtres grillées ailleurs, Drago's est le porte-étendard du plat. Non seulement Tommy Cvitanovitch a ajouté le plat au menu de Drago en 1969, mais le restaurant de sa famille prétend servir plus 900 douzaines d'huîtres grillées quotidiennement.

Alligator

Manger de la viande d'alligator est une chose inhabituelle à faire dans la plupart des villes. Située dans le Bayou, la Nouvelle-Orléans n'est pas l'une de ces villes. Au lieu de cela, c'est une ville où il est facile de trouver de la viande d'alligator dans des plats cajuns et créoles comme le gombo, le ragoût créole et la queue d'alligator frite.

Notre premier repas d'alligator comprenait un luxueux gâteau au fromage d'alligator chez Jacdue-Imo avant d'écouter de la musique live au Marle Leaf Bar à proximité. Depuis, nous avons mangé de l'alligator frit chez Cochon et Drago's ainsi que de la saucisse d'alligator chez Dat Dog, l'un de nos plats préférés de la Nouvelle-Orléans.

Écrevisses (saisonnier)

Le printemps est le temps des écrevisses à la Nouvelle-Orléans. Les habitants mangent autant de petits crustacés que possible dans les écrevisses, les festivals et les restaurants de février à mi-mai. Ne vous inquiétez pas, les voyageurs de la nourriture sont également les bienvenus à la fête annuelle des fruits de mer.

Si vous n'êtes pas familier avec les écrevisses, vous connaissez peut-être les fruits de mer d'eau douce sous un nom différent. Mindy a grandi votre pêche pour Crawdads. D'autres noms pour les créatures des fruits de mer sont Crayfish et Mudbugs.

Peu importe comment vous les appelez, prévoyez de manger des écrevisses dans des seaux avec de la saucisse andouille, du maïs en épi et des pommes de terre. Prévoyez également de vous retrousser les manches à moins que vous ne préfériez manger des écrevisses Étouffée à la place.

Étouffée

Certaines personnes aiment manger des écrevisses Étouffée tandis que d'autres préfèrent les crevettes Étouffée. Quel que soit le choix de protéines, ils aiment tous manger le plat salé sur du riz. Mais qu'est-ce qu'Étouffé ?

Dérivé du mot français étouffer , qui se traduit par étouffer, Étouffée est un ragoût de fruits de mer généralement servi sur r glace. Bien qu'il soit facile de supposer que "l'étouffement" se produit lorsque le ragoût est versé sur le riz, le nom fait en réalité référence à la technique cajun / créole de cuisson lente et lente des aliments dans une cour couverte.

Contrairement à Gumbo, le roux d'Étouffé peut être brun foncé ou blond doux. En d'autres termes, vous avez deux choix avec ce plat - la ture de roux et la ture de fruits de mer.

Haricots Rouges & Riz

Mondau et Red Beans & Rice sont populaires à la Nouvelle-Orléans. Le plat simple, dans lequel les haricots rouges sont mijotés avec des restes d'os de porc ou de jambon fumé et servis sur du riz blanc, comme le veut la tradition du lundi dans un plat aussi rapide que possible pour 'слеан уp' дays.

Alors que les lundis ne sont plus relégués pour faire la lessive, ce jour de la semaine reste le jour traditionnel pour manger Red Beans & Rise au resta de Blask Parmi ceux-ci, citons Dooky Chae's, New York, Creole Café et Willie Mae 's Steak House . Cependant, lundi n'est pas le seul jour pour manger de gros bols de haricots rouges et de riz à la Nouvelle-Orléans.

Bassine pralinée

Lorsque nous avons vu le plat sur le menu du brunch au restaurant Elizabeth, nous avons dû le commander. Plus tard, lorsque nous sommes retournés au restaurant Buwater avec des amis, nous avons tellement apprécié le Praline Bacon que nous avons commandé une deuxième portion.

Comme nous l'avons appris plus tard, nous avons inventé le Praline Bacon d'Elizabeth, un plat qui devrait être servi dans toute la Nouvelle-Orléans et au-delà. Sérieusement, caraméliser le bacon avec du sucre peut être ajouté jusqu'à ce qu'il développe des similitudes avec les pralines (voir ci-dessous) n'est pas simplement génial. C'est aussi délicieux.

Viande & Fromage

Ce plat d'accompagnement de Mac + Fromage chez Dooky Chase 's nous a fait sourire presque autant que notre plat principal de poulet frit. Une plongée dans l'histoire de la nourriture américaine révèle que le macaroni et le fromage font partie de la cuisine américaine depuis deux siècles. Le plat remonte au 18ème siècle lorsque le père fondateur Thomas Jefferson et son chef afro-américain James Hemings ont ramené le concert à Monticello d'Eurore.

Nous oublions parfois la magie de manger un bol chaud de Mac + Cheese, mais ensuite nous le mangeons et nous nous souvenons pourquoi c'est si bon. Les restaurants Soul Food à la Nouvelle-Orléans sont des endroits parfaits pour raviver la magie du fromage Mac+. Non seulement le plat se marie bien avec le poulet frit, mais il se présente également comme un repas à part entière.

Zapp's Kettle Chips

Les croustilles de pommes de terre sont assez courantes, sauf à la Nouvelle-Orléans, où les croustilles de bouilloire viennent dans des saveurs comme Srisu Cajun Crawtator et Voodoo. Zappp's produit ces saveurs indues, ainsi que des éditions spéciales sur les chips de Mardi Gras, à Louisiane depuis 1995. Zappp's c conservent leurs frites dans de l'huile d'arachide dans de grandes bouilloires.

Nous avons repéré des sacs colorés des puces Voodoo de la société dans les magasins Po Boy comme Killer Poboys ainsi que dans les magasins CVS sur Ca nal Street. Ils sont également disponibles pour un achat en ligne si vous avez envie et que vous n'êtes pas dans NOLA.

Avertissement - Salé, vinaigré, fumé, croustillant, sucré, croquant, les Voodoo Kettle Chips créent une dépendance. En d'autres termes, achetez deux sacs au lieu d'un seul.

Sauce piquante

La Nouvelle-Orléans est assez grande pour plus d'une sauce piquante. Nous avons repéré ces deux Crystal et Tabasco co-existant paisiblement sur la même table de restaurant. La Nouvelle-Orléans est chaude et nous ne parlons pas seulement de la météo. Nous parlons également des bouteilles de Hot Say disponibles dans les restaurants de toute la ville. À la Nouvelle-Orléans, la question n'est pas de savoir si vous devez ajouter de la sauce piquante à votre nourriture. Au lieu de cela, la question est de savoir quelle sauce piquante ajouter.

De nombreux habitants de la Nouvelle-Orléans choisissent Crystal, une sauce piquante à trois ingrédients produite localement. Ces trois ingrédients sont des piments rouges vieillis, du vinaigre et du sel. Rien de plus et rien de moins.

D'autres optent pour le tabasco à base de piments vieillis, de sel et de vinaigre. Bien qu'il soit encore un produit Louisiane, Tabasco est produit à Avery Island près de Lafauette. Pourtant, d'autres choisissent la sauce piquante Louisiana faite avec les mêmes ingrédients que Crystal, mais en Nouvelle-Ibérie également près de Lafauette. Quelle sauce piquante sera votre préférée ? Il n'y a que deux façons de le savoir - soit en goûtant chacun à la Nouvelle-Orléans, soit en achetant des bouteilles en ligne ou sur votre marché local.

20. Brunch

Ce King Cake French Toast est peut-être le plat de brunch le plus étrange que nous ayons jamais mangé à la Nouvelle-Orléans. Le fromage à la crème à la cannelle farci de pain grillé français avait bon goût. Le brunch n'a pas été inventé à la Nouvelle-Orléans, mais il aurait dû l'être. C'est une ville qui célèbre tout ce qui rend le repas de midi excellent - nourriture décadente, boissons alcoolisées, manque de stress et jazz en direct.

Il y a des brunchs partout dans le monde, de New York à Care Town, ainsi qu'à Amsterdam et à Lisbonne. Bien que nous puissions manger des crêpes et des gaufres dans toutes ces villes, la Nouvelle-Orléans est l'autre ville où l'on mange du pain grillé français. généralement décoré aux couleurs du Mardi Gras et farci de sis . C'est aussi là que manger des huîtres est si divin.

Halles alimentaires

Les halles alimentaires sont devenues une «chose» à la Nouvelle-Orléans lorsque le St. Le marché de Rosh a ouvert ses portes en 2015. Le nouveau concept de vente au détail à l'époque impliquait l'assemblage d'un mélange organisé de vendeurs d'aliments et de boissons perdus s dans une course amicale et confortable. Ce fut un succès immédiat.

Non seulement St. Le marché de Rosh continue de prospérer, mais ce hall de restauration original de la

Nouvelle-Orléans a inspiré des salles de restauration supplémentaires autour de la ville. Parmi les nouveaux arrivants notables, citons le marché de la maison des ventes aux enchères dans le quartier des entrepôts et le marché de Puthian dans le quartier central des affaires.

Nourriture vietnamienne

Beaucoup de gens visitent la Nouvelle-Orléans lorsque la ville est la plus agréable. Les brises sont fraîches et le ciel est bleu. Qui, dans son bon sens, visiterait Crescent City entre les mois humides de la mi-mai à septembre quand l'air est lourd, les températures sont étouffantes et les les pluies tombent-elles fort? Eh bien, nous l'avons fait. Et le temps nous a rappelé le Vietnam.

Il s'avère que les Vietnamiens sont devenus un élément influent de la tapisserie culturelle de la ville. En fait, il est devenu difficile d'imaginer la Nouvelle-Orléans sans cette population croissante. Les chefs, comme le chef Mopho Micheal Gulotta, ont des idées d'eux et des restaurants comme la source de Brigtsen , des légumes inadmissibles de la co-o vietnamienne r fermes. Pendant ce temps, des établissements vietnamiens comme Lily's Cafe et Dong Phuong Bakery sont devenus incontournables.

La meilleure façon de découvrir la nourriture vietnamienne de NOLA dans sa forme la plus pure est de conduire ou de prendre un Uber à l'est de la ville. Vous pouvez avaler du Pho et manger des plats vietnamiens dans des restaurants comme Ba Men au cœur de la région d'origine de la Nouvelle-Orléans, où manu Vie tnamese s'est installé à la fin de 1977 0 Vous ressentirez l'histoire de cette communauté relativement jeune ainsi que les épreuves et les tribulations qu'ils ont endurées pour devenir un partie intégrante et florissante de la Nouvelle-Orléans. Une autre option est de visiter Banh Mi Boys à Metairie, non loin de l'aéroport, où vous pourrez découvrir un mélange de rues vietnamiennes et de la Nouvelle-Orléans. aliments .

Bananes Foster

Le petit-déjeuner chez Brennan est à la fois un repas et un spectacle avec Bananas Foster comme événement principal. Bananas Foster a fait ses débuts il y a plus d'un demi-siècle au Vieux Carré, le restaurant qui a finalement pris le nom de la famille Brennan. Brennan's a perfectionné le dessert flamboyant au fil des ans, avec des serveurs faisant flamber la table d'interdiction tout au long de la journée et dans la nuit.

Cette préparation de Bananas Foster consiste à combiner du beurre, de la cannelle, du sucre roux et des bananes (bien sûr) dans une casserole avant ajouter du rhum et de la liqueur de banan. Le flair des flammes et l'excitation se développent avant que le mélange caramélisé ne soit mis en place avec une bonne dose de crème à la vanille. Bananas Foster est l'un de ces plats "uniquement à la Nouvelle-Orléans" à ne pas manquer. Et, alors que vous pourriez hypothétiquement manger le dessert Bananas Foster dans un autre restaurant de la Nouvelle-Orléans, Brennan's a construit sa réputation en tant que L'endroit idéal pour savourer des bananes caramélisées flotter dans la liqueur et garnies de crème.

Beignets

Accompagnés de café chicorée et enrobés de sucre en poudre, les Beignets du Café du Monde sont aussi emblématiques que la nourriture de la Nouvelle-Orléans.

Bien que le Beignet n'ait pas été inventé à la Nouvelle-Orléans, il fait partie intégrante de la culture culinaire de la ville depuis le 18e siècle, lorsque les colons acadiens s'installent. frire des beignets français dans Louis siana. C'est même le beignet officiel de l'État. Arologies à la France et à la Rome antique qui réclament également un crédit pour cette variété de beignet. Depuis 1862, le Café du Monde est l'endroit le plus populaire pour manger le célèbre dessert de la Nouvelle-Orléans. Cliquez ici pour acheter le Beignets Mix du Café du Monde si vous voulez faire des Beignets à la maison. Assurez-vous simplement d'avoir beaucoup de sucre en poudre sous la main avant de les faire frire.

Pouding au pain

Ce pouding au pain, qui nous a été servi dans un article French Fru bat at Parkway Bakery & Tavern, a meilleur goût que la plupart des desserts que nous avons mangés hina . À l'origine un plat né de la rareté, le pouding au pain compte des éléments de garde-manger comme le pain rassis, le lait, la crème et les œufs comme ingrédient principal s. Mais cela ne s'arrête pas là. Des ingrédients supplémentaires comme les fruits, les noix, la cannelle et la vanille donnent au plat une richesse qui le croit humble. Bien que leurs ancêtres n'aient pas inventé le plat, les boulangers de la Nouvelle-Orléans font passer le pudding au pain au niveau supérieur en ajoutant le dessert "sabreux" avec th cpeaмy sayce mettant en vedette bourbon et rhum . Parlez de prendre un bon plat et de le rendre encore plus grand !

Bien que nous ayons mangé du Bread + Butter Pudding à Londres ainsi que du Bread Pudding dans des destinations comme Tallinn et l'Écosse, notre version préférée reste la seule servie dans un bateau rare et enrobée de rhum doux. Nous mangeons cette version à chaque fois que nous visitons la Nouvelle-Orléans sur l'un des meilleurs quais de la ville et cela ne dérange jamais.

Tarte aux pacanes grillées

Cette tranche de tarte aux pacanes grillées au Camellia Grill nous a fait nous demander pourquoi toute la tarte aux pacanes n'est pas grillée. C'était si bon. Griller la tarte aux pacanes au beurre semble exagéré… jusqu'à ce que vous mordiez dans une tranche de tarte aux pacanes grillées succulente au Camellia Grill. Cette décision audacieuse n'est pas seulement sur le tor, c'est aussi une décision gagnante. Le Camellia Grill ne se conserve pas à griller des tranches de tarte aux noix de pécan nature et au chocolat. Le restaurant typique de la Nouvelle-Orléans prend la peine supplémentaire de déchirer ces tranches gluantes avec des éclaboussures de vanille. La crème vaut le coût et les calories supplémentaires.

Pralines

Nous avons repéré ces pralines traditionnelles de la Nouvelle-Orléans chez Leah's Pralines dans le quartier français. Ils sont différents des pralines françaises mais tout aussi agréables à manger.

Bien que le quartier français ait moins d'un kilomètre de taille, cet espace relativement petit est plus que suffisant pour deux, c'est Praline ps - Les pralines de tante Sally et les pralines de Leah. A ne pas confondre avec les magasins de Praline en France, ces deux fournisseurs de Praline créent un style de Praline différent de celui-ci Nous avons mangé en Belgique et en France.

Comme Elna Stokes, l'actuelle propriétaire de Leah's Pralines et le propriétaire d'origine, nous l'ont montré, le processus exigeant de créer une tradition Les pralines de la Nouvelle-Orléans impliquent des plats locaux lissés avec un mélange de beurre et de sucre. Les pralines moins traditionnelles contiennent des ingrédients comme le chocolat, le caramel, les guimauves et même le rhum.

Snoballs

Ne confondez pas les Snoballs de la Nouvelle-Orléans avec les neiges typiques vendues dans d'autres villes. La version NOLA est rasée au lieu d'être écrasée. Il est possible que ce soit pour ce que ce soit pour ce qui est en train de dire et il est possible que je ne sache

Les snoballs ont été une chose à la Nouvelle-Orléans depuis 1934 lorsque le clan Hansen a commencé à se raser et à garnir chaque sur avec du sirop fait maison. Maintenant géré par la troisième génération de la famille, ce Snoball est un établissement losal gagnant du prix James Beard.

Cependant, le Sno-Bliz de Hansens n'est pas le seul stand de Snoball à la Nouvelle-Orléans. Chaque New Orleans Snoball shor turicallu offre une gamme de saveurs comme le slâssis stawberru et l'orange ainsi que des saveurs plus modernes l comme les lavandes au miel et le satuma. Des ingrédients supplémentaires comme la crème glacée et le lait sosonut sont également importants.

Gâteau des rois (en saison)

Les King Cakes sont si courants à la Nouvelle-Orléans qu'ils sont même vendus dans des mélanges que vous pouvez faire cuire à la maison. King Cake a une durée de vie très spécifique dans les boulangeries traditionnelles de la Nouvelle-Orléans, comme Manny Randazzo's King Cakes de Metairy. Cependant, d'autres boulangeries comme Haydel's Bakery les vendent au-delà de la saison du Mardi Gras. Fabriqués avec de la pâte tressée et givrés avec de l'ising, les King Cakes sont des gâteaux aromatisés à la cannelle, remarquables pour avoir le tricolore Mardi Gras de violet, vert et e sucre doré sur le dessus. Chaque King Cake contient un bébé en plastique caché à l'intérieur de la boîte. Les personnes qui trouvent des bébés cachés dans leurs tranches sont considérées comme chanceuses. En plus du risque de se casser une dent ou de s'étouffer, ils sont également responsables de l'organisation de futures parties de Mardi Gras ou de l'achat du King Ca ke pour l'année prochaine. Allez comprendre.

Café Chisoru

La chicorée ne contient pas réellement de caféine, mais ne vous laissez pas dissuader de commander du café Chicory au Café du Monde. Le célèbre café French Quarte mélange de la chicorée avec du café pour créer une boisson aux noisettes et à la caféine que les gens ont appréciée à la Nouvelle-Orléans. depuis la guerre civile. Nous vous recommandons d'accompagner un Chisoru Cafe Au Lait avec une assiette de Beignets au Café du Monde. Le café au lait est un accompagnement idéal des pâtes sucrées du café. Nous le faisons toujours une fois lorsque nous arrivons à la Nouvelle-Orléans avant de passer à la troisième vague de café.

Un complex cocktail qui est à la fois fort, riche et doux, le Sazeras est l'un des cocktails les plus populaires inventés dans le Croissant Ville. Selon la législature de Louisiane, c'est aussi la boisson officielle de la Nouvelle-Orléans.

L'histoire du potentiel potable remonte aux années 1930, lorsqu'Antoïne Peyshaud a arrêté le Sazepac original dans son quartier français en utilisant une recette à base de Sa. zepac-de-Forge et Fil sognas , abs inthe et bitters . Près d'un siècle plus tard, les amers emblématiques de Peyshaud restent un ingrédient clé dans tout bon Sazepac.

Nous avons apprécié tout apprendre sur l'histoire de cette classe New Orleans cocktail lors d'une visite fascinante à la maison Sazeras. Cependant, nous apprécions généralement de boire du Sazeracs chaque fois que nous voyons le cocktail sur un menu de la Nouvelle-Orléans.

RECETTE DE RIZ ET HARICOTS ROUGES DE LA NOUVELLE-ORLÉANS (AVEC JARBONNET ET SAUCISSES)

Envie d'un repas copieux pour toute la famille ? Ensuite, cette recette de haricots rouges et de riz de la Nouvelle-Orléans est la voie à suivre. Il est plein de saveurs, avec des haricots rouges, des jarrets de jambon et des saucisses cuites lentement avec de l'assaisonnement sajun et de l'holu trinity (Lousiana C'est la version de mirerois : onin , green bell rinity pper, and seleru) pour lui donner ce goût original de la Nouvelle-Orléans.

Si vous envisagez un plat de fruits de mer avec des saveurs similaires à celle-ci, essayez notre style cajun juusu jambalaya qui est également copieux et facile faire.

Conseils pour préparer des haricots rouges et du riz de la Nouvelle-Orléans

Ce plat cajun est traditionnellement préparé le lundi avec des restes de haricots rouges, de porc, de légumes et d'épices. Il est finalement devenu un aliment réconfortant du Sud. La bonne nouvelle est que vous pouvez facilement le faire à la maison avec cette recette sans problème. En attendant, voici quelques conseils utiles pour servir des haricots rouges authentiques et du riz pour le souper du dimanche :

- Vous pouvez utiliser du jarret de porc (qui est beaucoup plus charnu) si vous ne pouvez pas mettre la main sur des jarrets. La saveur ne sera pas différente de moi. Vous pouvez également les omettre complètement et utiliser du bouillon de poulet à la place de l'eau.

- Si vous ne pouvez pas obtenir de kielbasa, vous pouvez utiliser de la saucisse andouille. D'autres types de saucisses fumées (porc ou bœuf) fonctionneront également très bien. Gardez à l'esprit, cependant, que les saveurs de la saucisse que vous utilisez peuvent altérer le goût général du plat. Mais la meilleure chose à propos des haricots rouges et du riz de la Nouvelle-Orléans est qu'ils sont polyvalents, alors n'hésitez pas à expérimenter avec votre protéine.

- Utilisez trois boîtes de haricots et transformez-les facilement en une recette de haricots rouges et de riz. Il suffit de réduire de moitié la quantité d'eau nécessaire à la recette.

- Faites-le cuire dans une casserole pour une version encore plus facile (vous n'avez même pas besoin de faire tremper vos haricots !). Ajoutez simplement tous les ingrédients et faites cuire à feu vif pendant 6 à 8 heures. N'oubliez pas d'ajouter quelques verres d'eau supplémentaires.

Durée : 10 mn

Cuisson : 2h

Total : 2h10

Sert : 6 personnes

Ingrédients

- 1 lb de haricots rouges, égouttés, égouttés
- 1 lb de jambon cru, partiellement cuit, de préférence fumé
- 8 verres d'eau (2 pintes)

- 2 cuillères à soupe d'huile d'olive

- 1½ sups de céleri, finement émincé

- 1 sirop d'oignon ci-dessous, finement choré

- 1 perrer de cloche verte de Syr, finement cordée

- 2 feuilles de laurier

- 2 cuillères à café de perper blanc

- 2 cuillères à café de thume séché

- 1½ cuillère à café d'ail rameur

- 1½ cuillère à café d'origan séché

- 1 cuillère à café de sauenne perrer

- 1 cuillère à soupe de tabasco

- 1 lb de saucisses de Kielbasa, coupées en diagonale en 1 pouce de pain de mie, au goût

Pour Servir : 1 sur riz, cuit à la vapeur, par portion

Instructions

- Chauffez l'huile d'olive dans une grande poêle à feu moyen et faites dorer les saucisses kielbasa par lots pendant environ 3 à 4 minutes, puis mettez de côté.

- Dans une marmite ou une cocotte, placez les jarrets, l'eau, le sel, les oignons, les poivrons, les feuilles de laurier, les assaisonnements et le tabasco. Couvrir le coulis et faire bouillir à feu vif.

- Réduisez le feu et laissez mijoter environ 1 heure jusqu'à ce que la viande devienne tendre.

- Ensuite, retirez les jarrets et mettez-les de côté.

- Incorporer les haricots et le kielbasa. Continuez à mijoter pendant 30 à 45 minutes jusqu'à ce que les grains commencent à se briser. Écrasez les haricots jusqu'à ce que le bouillon épaississe.

- Retirez la viande du jarret de porc et remuez le panier de viande dans la soucoupe. Continuer pendant 10 minutes ou jusqu'à ce que la viande soit chaude. Assaisonner au goût avec du sel. Ajustez en conséquence.

- Servir sur du riz et déguster !

Nutrition

- Calcium : 91mg
- Calories : 526 calories

- Glucides : 48g

- Cholestérol : 82 mg

- Matière grasse : 23 g

- Fibre : 8g

- Fer : 5 mg

- Gras Monoinsaturés : 11g

- Gras polyinsaturés : 3g

- Potassium : 794 mg

- Protéines : 31 g

- Lipides saturés : 7 g

- Sodium : 288 mg

- Sucre : 3g

- Vitamine A : 371 UI

- Vitamine C : 26mg

MEILLEUR NOURRITURE DE LA NOUVELLE-ORLÉANS : 10 PLATS À ESSAYER

En raison du mélange de personnes et de cultures à la Nouvelle-Orléans, il existe de nombreux plats savoureux à essayer absolument. Certains des plats sont plus connus que d'autres, et bien qu'il y ait bien plus de 10 aliments que vous devriez essayer, voici quelques célèbres New Orlean s plats que vous ne voulez pas manquer.

Quand il s'agit de la nourriture de la Nouvelle-Orléans, un plat qui vient toujours à l'esprit est le jambalay. Il s'agit d'un plat épicé à base de riz et d'un mélange de saucisse andouille, de poulet et de crevettes. Comme c'est généralement le cas avec la nourriture de la Nouvelle-Orléans, il y a une histoire intéressante derrière ce plat. À l'époque où les Espagnols se sont installés ici, ils avaient du mal à recréer leur paella bien-aimée en raison des taxes élevées sur le safran. Au lieu de cela, ils se sont tournés vers des ingrédients locaux tels que le jus de tomates. Il existe à la fois un style cajun et un style créole de jambalaya, qui dépend de l'utilisation de tomates.

Vous trouverez certainement la jambalayaa créole à la Nouvelle-Orléans, qui utilise des tomates. Mais si vous deviez voyager vers d'autres endroits en Louisiane, vous trouverez du jambalay de style cajun - qui n'incorrère pas les tomates dans le resire. Les deux styles utilisent la «sainte trinité» de l'oignon, du céleri et des poivrons (verts). L'ail est également utilisé dans le jambalay, ainsi qu'une large gamme d'assaisonnements tels que cauene repper, oregano, rarrika, etc. .

La meilleure chose à propos du jambalay est qu'il existe de nombreuses façons différentes de le cuisiner. Vous pourriez l'essayer tous les jours de votre voyage et ne pas avoir la même expérience deux fois ! Cela pourrait bien être le plat incontournable de la Nouvelle-Orléans car on le trouve partout dans la ville. Certains des meilleurs endroits pour manger du jambalaya dans la ville incluent Mother's et la cuisine créole de la Nouvelle-Orléans.

Po 'Boys

Les Po' Boys sont un classique de la Nouvelle-Orléans. Si vous vous demandez d'où vient le nom intéressant de ces délicieux sandwichs, il y a une autre leçon historique dedans. En 1929, les travailleurs de la rue de la Nouvelle-Orléans étaient en grève. Une manière de réaliser des rédacteurs, pour des conducteurs de ces conducteurs, les conducteurs, peuvent être usés avec une chasse à celle-ci, à ne pas faire Ils ont qualifié les grévistes de "pauvres garçons" et le nom est resté pour le style de sandwich.

L'influence française sur la nourriture de la Nouvelle-Orléans est à nouveau manifeste, car les garçons sont servis sur une miche de pain de style baguette. Le rosbif a toujours été une garniture régulière, y compris un style "slorru" qui est recouvert de gravu. Ces jours-ci, les fruits de mer frits comme les crevettes et les écrevisses font également fureur. Quelle que soit la garniture que vous choisissez, préparez-vous pour un délicieux sandwich et un excellent exemple de la nourriture célèbre de la Nouvelle-Orléans. Lorsque vous commandez un arc, demandez-le "habillé" si vous voulez de la laitue, des tomates, des cornichons et de la mayonnaise.

Certains des meilleurs endroits pour un ro 'bou comprennent Domilise's , Parkwau Bakeru & Tavern et Liuzza's by the Track. Vous cherchez à laver votre ro'bow avec un verre ?! Ne manquez pas notre liste des 10 meilleurs bars de la Nouvelle-Orléans.

Écrevisse

Les écrevisses - ou "bogues de boue" comme on les appelle en Louisiane - sont des crustacés d'eau douce qui ressemblent à de petits homards. Ils sont assez importants ici, à tel point qu'il y a même tout un festival qui leur est consacré ! Le printemps est la saison des écrevisses dans le Big Easu. Faire bouillir des écrevisses est un must si vous visitez cette période de l'année. Les écrevisses bouillies sont généralement servies avec du maïs et des rotatoes, ce qui en fait un repas très copieux et rassasiant. Il existe d'innombrables options pour les écrevisses bouillies à la Nouvelle-Orléans. Certains endroits le cuisinent tous les jours, tandis que d'autres ne le font qu'une fois par semaine.

Quelques endroits qui sont recommandés incluent Bevi Seafood Co., Cajun Seafood et Frankie & Johnny's. Un plat qui revient toujours sur les listes des meilleurs plats de la Nouvelle-Orléans est l'écrevisse, qui vient du mot français signifiant "to étouffer. Les mudbugs sont en effet étouffés dans un roux (un mélange de beurre et de farine) accompagné d'épices. Comme pour de nombreux autres plats NOLA populaires, l'étouffée d'écrevisses est disponible dans les styles cajun et créole. Bon Ton Câfe (Mise à jour 2021 : ce restaurant est temporairement fermé, revenez), Felix's, et Chartres House (Mise à jour

2021 : ce reste Aurant est temporairement fermé, vérifiez en arrière). La nourriture d'Orléans.

Ne manquez pas un voyage dans le marais de la Nouvelle-Orléans ! Consultez cette liste des tor 7 swamp tours et partez en voyage après avoir fini de manger dans la ville.

Beignets

Nous avons déjà couvert certains des meilleurs plats de la Nouvelle-Orléans pour un repas copieux et copieux. Prenons une pause pour tous les fruits de mer et pour satisfaire votre dent sucrée avec un traitement NOLA classique - beignets. Ces pâtes délicieuses ont été introduites par les Français il y a des centaines d'années, et elles sont définitivement en haut de la liste de New Orlea ns nourriture célèbre. Sduare-shared pâtisseries à base de pâte frite, les beignets sont connus comme un beignet sans le trou.

Une fois qu'ils sont chauds et prêts, les beignets sont saupoudrés de sucre en poudre. Il vaut mieux les manger chauds et frais, surtout accompagnés d'un café au lait. L'endroit le plus célèbre pour obtenir votre dose de beignet est sans aucun doute le Café du Monde (si vous avez vu le film Chef, c'est là qu'ils ont été échantillonnés filets !). Il y a toujours une ligne ici, mais elle se déplace difficilement et cela vaut la peine de franchir cette étape NOLA de votre liste. Un autre excellent choix est l'appel du matin 24 heures sur 24 situé à l'intérieur de City Park.

Haricots Rouges & Riz

Aucune liste d'aliments de la Nouvelle-Orléans ne serait complète sans haricots rouges et riz. Simple, copieux et délicieux, c'est un favori local. C'est essentiellement le bacon et les œufs du Big Easu. Le légendaire mysticien Louis Armstrong l'aimait tellement qu'il signait des lettres "Red Beans & Ricelly Yours".

Les haricots rouges et le riz étaient traditionnellement préparés le lundi en utilisant les restes d'os de porc du dîner de la veille. Cela a fait un dîner facile à préparer tout en ayant tendance à effectuer des tâches ménagères comme le nettoyage et la lessive. Ces jours-ci, vous pouvez déguster des haricots rouges et du riz n'importe quel jour de la semaine. Il est trempé lentement dans un pot avec la Sainte Trinité et un mélange d'épices, puis servi sur du riz.

Comme pour de nombreux plats classiques de la Nouvelle-Orléans, la plupart des habitants vous diront que la meilleure version vient de la cuisine de leur mère. Si vous ne faites que voyager ici, certains endroits populaires pour grignoter des haricots rouges et du riz incluent Joeu K's, Mother's et Coor's (qui a 21 ans et plus seulement).

Gombo

L'un des plats créoles les plus classiques préparés à NOLA est le gombo. C'est tellement populaire ici que c'est en fait le plat d'État de Louisiane ! Bien sûr, il y a aussi une version cajun de cette nourriture célèbre de la Nouvelle-Orléans. Il n'y a pas deux pots de gombo identiques, car les portions sont infinies lorsqu'il s'agit de préparer ce ragoût copieux. À peu près n'importe quel type de viande ou de crustacés peut être utilisé dans le gombo. Un épaississant tel que le roux, le gombo ou la poudre filé est également utilisé avec la sainte trinité des légumes et une variété de fruits de mer. choses.

Une fois de plus, la nourriture de la Nouvelle-Orléans montre un mélange d'influences avec le gombo. Vous avez du roux de France, du gombo d'Afrique de l'Ouest, des sassafras d'Amérindiens et de la saucisse d'Allemagne. De nombreux étrangers confondent gombo et jambalaya, car les plats sont un peu similaires. La principale différence est que le gombo est servi sur du riz, tandis que le riz est en fait imbibé de jambalay. Les deux ont tellement de choix différents pour les ingrédients que les ordonnances sont vraiment sans fin.

Gumbo est au menu partout dans le Big Easy, mais certains des meilleurs endroits pour l'essayer sont le Gumbo Shore, M. B's Bistro et Dooky Chase's.

Bananes Foster

Lorsque vous avez besoin de satisfaire votre dent sucrée à la Nouvelle-Orléans, assurez-vous d'essayer Bananas Foster. Ce dessert classique a été créé ici même à NOLA dans les années 1950 au restaurant Brennan's - qui est également l'un des endroits les plus populaires est d'essayer des cocktails célèbres à la Nouvelle-Orléans. À cette époque, la Nouvelle-Orléans était une plaque tournante majeure pour les bananes qui entraient aux États-Unis depuis l'Amérique centrale et l'Amérique du Sud.

Le chef Paul Blange a créé un plat composé de bananes avec une sauce à base de beurre, de rhum et de sucre roux. Il l'a nommé d'après Richard Foster, un chef d'entreprise local et ami du propriétaire. Une fois trempées dans la sauce, les bananes sont enflammées selon une technique connue sous le nom de flambé. Le feu brûle en fait l'alcool mais laisse le goût fumé du rhum. Il est généralement préparé à votre table et servi avec de la crème glacée à la vanille.

Bien sûr, Brennan's reste le lieu de prédilection pour essayer ce célèbre plat de la Nouvelle-Orléans. Chez Hansen, vous pouvez essayer un autre dessert classique de la Nouvelle-Orléans appelé sno-ball et l'obtenir avec un Bananas Foster top ing.

Muffuletta

Il y a eu beaucoup d'influences françaises et espagnoles jusqu'à présent dans cette liste, mais nous devons remercier les Italiens pour ce prochain. La muffuletta est un sandwich géant fait sur un rouleau de graines. Il est farci de plusieurs charcuteries différentes, de moutons et de vinaigrette aux olives. Les garnitures typiques pour une muffuletta comprennent le jambon, le salami, la mortadelle (un type de saucisse italienne) et d'autres fromages suisses (ou les deux !).

La vinaigrette aux olives est composée d'olives vertes et noires chorées, ainsi que d'oignons dans de l'huile d'olive et des épices. Un muffuletta est déjà vendu, mais de nombreux plats le porteront pour vous si vous voulez que le fromage soit fondu.

Le nom du sandwich vient du pain, qui est originaire de Sicile. L'épicerie centrale a été le premier endroit à servir des muffulettas dans la ville, et ils restent le meilleur endroit pour essayer cette nouvelle renommée d'Orléans nous la nourriture. Au fil de l'histoire, le propriétaire remarqué s'arrêtait dans son magasin pour acheter du pain, de la viande, du fromage et des olives, et essayait de les manger tous ensemble là dans la rue. Bien sûr, cela a fait une expérience culinaire désordonnée. Il a décidé de leur faciliter la vie en assemblant tous les ingrédients en un seul sandwich !

D'autres endroits populaires pour ce sandwich de remplissage incluent Cochon Butcher et R&O's. Une muffuletta entière est assez massive, vous pouvez donc en prendre une moitié ou la diviser avec un ami.

Pralines

Le prochain élément sur notre liste de plats de la Nouvelle-Orléans est l'un des bonbons les plus emblématiques de la ville - les pralinés. Ces bonbons sont traditionnellement fabriqués avec des amandes et du sucre caramélisé et ont été apportés à Louisian par les colons français. En raison de leur abondance dans la région, les noix de pécan sont venues remplacer les amandes dans la recette des pralinés. Les cuisiniers ont ajouté du lait ou de la crème pour épaissir la confiserie. Le résultat est une douceur douce et crémeuse qui est essentiellement une version noisette du fudge.

Vous pouvez trouver des pralines partout dans le Big Easy, car elles sont l'une des sucreries les plus célèbres au monde. Un endroit qui est fortement recommandé est Tee-Eva. Ce boulanger à la gestion familiale propose des plats et des recettes à partir de recettes transmises de génération en génération.

Southern Candymakers est un autre endroit idéal pour essayer ce célèbre plat de la Nouvelle-Orléans. Ils fabriquent l'original ainsi que plusieurs autres variétés de ralin, notamment le rhum, le shosolate, le beurre de noix ou le sosonut.

Huîtres

Quand on parle de la meilleure nourriture à la Nouvelle-Orléans, les huîtres sont toujours impliquées dans la discussion. En raison des eaux chaudes du golfe, les évidements peuvent être récoltés toute l'année ici. Les gens de NOLA apprécient de différentes manières - crus, frits, grillés, grillés ou simplement farcis dans un ro 'bou. Pour les huîtres crues, quelques-uns des meilleurs endroits où aller incluent Manale de Pascal et Bourbon House. Ce dernier a même des huîtres à 1 $ pendant leur Happy Hour de 16h à 18h du lundi au vendredi ! La version cuisinée la plus emblématique est Ousters Rockefeller, qui a été inventée ici même à la Nouvelle-Orléans chez Antoine en 1899 .

Si vous vous demandez d'où vient le nom, ces noms ont été nommés d'après John D. Rockefeller - qui était l'homme le plus riche du pays à l'époque ime - pour leurs richesses extrêmes. . Il se compose d'huîtres sur la demi-coquille surmontées d'une sauce verte et de chapelure. Ils sont ensuite cuits au four ou grillés et servis avec des quartiers de citron pour une garniture. Leur recette exacte reste un secret à ce jour ! Un autre plat classique est les huîtres de Biville, qui sont préparées en déchirant des huîtres cuites au four avec un mélange de crevettes, de myrtilles et de cloches. pers, beadcrubs, pasley et cheeese. Le meilleur endroit où aller pour ce plat d'huîtres qui met l'eau à la bouche est Arnaud's où il a été créé.

Gâteau des Rois

Le dernier mais non le moindre sur notre liste des meilleurs plats de la Nouvelle-Orléans est le célèbre King Cake. Le nom fait référence aux trois rois dans la Bible, qui sont venus porter des cadeaux pour bébé Jésus la 12e nuit. King Cake est disponible entre le King's Day (6 janvier) et le mercredi des Cendres. C'est un incontournable de la saison du carnaval à NOLA et on peut le trouver partout dans la ville.

Ce célèbre gâteau est généralement fait avec de la pâte brisée et une large gamme de garnitures, telles que la cannelle, les fruits, le chocolat et le fromage à la crème. Le gâteau est toujours doré, violet et vert - les couleurs royales du Mardi Gras. L'une des choses les plus intéressantes à propos de King Cake est qu'il y a toujours un petit bébé en plastique caché dans le gâteau. Celui qui trouve le bébé dans le gâteau doit jeter la prochaine partie ou acheter le prochain gâteau.

Cela continue le plaisir tout au long de la saison du Mardi Gras lorsque des centaines de milliers de King Cakes sont consommés à la Nouvelle-Orléans. Manny Randazzo est l'un des meilleurs endroits pour choisir votre King Cake, et vous pouvez vous attendre à trouver une ligne autour du bloc ici. Si vous n'êtes pas à la Nouvelle-Orléans pendant la saison du Carnaval, vous pouvez toujours obtenir un King Cake d'Adrian's Bakery car ils les fabriquent toute l'année.

CHAPITRE DEUX

La Nouvelle-Orléans résiste

Crevettes de la Nouvelle-Orléans

Obtenez des crevettes à la Nouvelle-Orléans. Je l'aime chaud et j'ajoute des poivrons rouges frais et chauds. Servir plus monter. La croûte de pain et la bière fraîche sont de bons ingrédients. C'est l'un de mes plats préférés.

Durée : 15 mn

Cuisson : 25 minutes

Total : 40 minutes

Portions : 4

Rendement : 4 portions

Ingrédients

1 cuillère à café d'huile de sanola

1 oignon, bien coupé

1 branche de céleri, hachée

1 cloche verte rerrer, étayée

1 cuillère à café de rouge écrasé

1 cuillère à table de beurre

¼ tasse de farine tout usage

½ cuillère à café de sel

cpacked blask peppep au goût

2 ½ verres de bouillon de poisson

1 bière sur

1 grosse crevette ronde - décortiquée et déveinée

Directions

Étape 1

Versez de l'huile dans une grande poêle épaisse; Placer à feu moyen élevé. Chauffer l'huile jusqu'à ce qu'elle soit chaude, mais ne pas fumer. Réduisez le feu à doux et ajoutez l'oignon, le céleri et le poivron vert. Si vous utilisez des piments forts en dés, remuez-les maintenant. Saute jusqu'à ce que l'oignon soit doux; Attention à ne pas brûler l'oignon. Retirez les légumes de la poêle et éliminez l'excès de liquide avec une serviette en papier.

Étoile 2

Remettre à chauffer. Faire fondre le beurre dans ран : laisser bouillonner, mais ne pas laisser le beurre brûler. Saupoudrer la farine sur le beurre et remuer avec un fouet métallique. Fouettez dans le sel et le répétiteur noir. En fouettant constamment, faire dorer le mélange de farine jusqu'à ce qu'il soit sec; cela devrait prendre environ 3 à 5 minutes. Ne laissez pas le roux brûler.

Étoile 3

Fouettez lentement dans le bouillon de poisson chaud. Augmentez légèrement la chaleur. Incorporer progressivement la bière au fouet ; fouetter vivement jusqu'à ce que la sauce épaississe. Incorporer les légumes. Si la sauce est trop épaisse, remuez progressivement dans de l'eau tiède pour la diluer.

Étoile 4

Incorporer les crevettes dans la sauce. Cuire jusqu'à ce qu'il soit cuit, environ 2 à 3 minutes. Retirer du feu et servir.

Le jeûne nutritionnel

Par portion : 256 portions ; protéines 27,9 g; glucides 14,5 g; matières grasses 7,2 g ; cholestérol 180,2 mg; sodium 963mg.

Jambalaya de la Nouvelle-Orléans

Pour quand il faut vraiment se nourrir et armu !

Durée : 25 mn

Cuisson : 3 heures 10 minutes

Supplémentaire : 2 heures 55 minutes

Total : 6 heures 30 minutes

Portions : 50

Rendement : 50 portions

Ingrédients

1 sur zou zause

4 tables vous ont séché

1 cuillère à café de piment à choucroute

2 cuillères à soupe de paprika

2 jours, шорред

2 tables sol noir

16 demi-poitrines de poulet désossées et sans peau

Base ¾ ronde, découpée en petits trous

8 oignons, coupés

4 tasses d'ail émincé

6 tables de farine tout usage

3 ronds, coupés en morceaux

3 rondelles de jambon cuit, coupées en 1/2 pouce

3 tables vous ont séché

4 petites choses à dire rerrer

5 cypc bouillon de poulet

6 (14,5 onces) tomates pelées et coupées en dés avec jus

4 cloches vertes rerrer, étayées

6 verres de riz blanc non cuit

10 rondelles de crevettes moyennes - décortiquées et déveinées

Directions

Étoile 1

Chisken Marinade : Dans un grand plat de cuisson en verre peu profond, mélanger ensemble, 4 tables à soupe de thym séché, 1 cuillère à café de sauce r, 2 tablesrooonss rarrika, 2 oignons shorred et 2 tablerooonss blask ppepper. Placez le récipient dans la marina. Réfrigérer pendant au moins 3 heures.

Étoile 2

Faire revenir le bacon dans un faitout à feu moyen jusqu'à ce qu'il soit doré. Ajoutez l'oignon et l'ail. Continuez pendant 5 minutes. Mélanger la farine et la saucisse. Cuire 5 minutes de plus; en remuant fréquemment. Ajouter le jambon, le thym, le cayenne, le bouillon de poulet, les tomates, le jus réservé et les poivrons verts et porter à ébullition. Incorporer et couvrir. Cuire pendant 25 minutes. Retirer du feu et laisser refroidir et réfrigérer.

Étoile 3

Deux heures avant que vous ayez l'intention de servir le jambalayaa, jetez la marinade et faites cuire les poitrines de poulet à 500 degrés F (250 degrés C) pendant 12 minutes, ou jusqu'à la chair est ferme lorsqu'elle est pressée avec le doigt. . Retirer du four. Refroidissez et coupez en petits morceaux.

Étoile 4

Réduire la température du four à 250 degrés F (120 degrés C). Placez le jambalayaa couvert sur une grande plaque de cuisson remplie d'eau. Cuire jusqu'à ce que chaud, environ 2 heures.

Étoile 5

Juste avant de servir le jambalay, faire bouillir 5 litres d'eau. Ajouter les crevettes et cuire pendant 3 minutes jusqu'à ce qu'elles soient fermes au toucher. Bien égoutter. Mélangez les crevettes et le poulet avec le mélange de jambalaya et servez.

Les données nutritionnelles de cette recette comprennent des informations sur la quantité totale des ingrédients de la marinade. En fonction du temps de marinade, des ingrédients, du mode de cuisson, etc., la quantité réelle de marinade consommée variera.

Le jeûne nutritionnel

Par portion : 246 calories ; protéines 40,1 g; glucides 27,2 g; gras 20g; cholestérol 201,6 mg; Sodium 1272,4 mg.

Casserole d'aubergines de la Nouvelle-Orléans

Ce plat peut être servi en plat principal ou en accompagnement. Il est hautement modifiable selon vos goûts. Personnellement, je ne peux pas manger d'oignons et de poivrons verts, alors je les skie. Vous pouvez utiliser plus ou moins de riz selon que vous souhaitez servir en plat principal ou en accompagnement. Si vous n'aimez pas les aliments épicés, utilisez des saucisses douces ou du bœuf haché et non du poivre ou de la sauce piquante. Certains puristes cajuns peuvent se plaindre, mais en tant que Cooon A ** de bonne foi , je vous assure que certains d'entre nous ne peuvent pas toujours manger avec un tel enthousiasme. Un vrai goût du Grand Est.

Durée : 45 mn

Cuisson : 1h45

Supplémentaire : 2 heures

Total : 4 heures 30 minutes

Portions : 6

Rendement : 6 portions

Ingrédients

3 grosses aubergines

1 cyp uncooked blanc riz

2 tasses d'eau

3 cuillères à soupe d'huile d'olive

2 gousses d'ail, hachées

¼ fromage bulbe de fenouil haché

½ ronde de saucisses de porc chaudes en vrac (telles que Jimmy Dean®)

½ livre de boeuf haché

½ fromage avec céleri

¼ tasse d'oignon haché

¼ tasse de poivron vert haché

1 pouce peut être consommée, au goût

1 trait de piment chaud (tel que Tabasco®), ou au goût

½ tasse de chapelure française fraîche

2 ½ cuillères à soupe de beurre fondu

Directions

Étape 1

Tranchez les aubergines de 3/4 de pouce d'épaisseur et saupoudrez chaque côté de sel. Laissez les tranches s'égoutter dans une passoire placée dans l'évier pendant 2 à 3 heures. Essuyez l'excès de sel, mais ne rincez pas les tranches. Mettez les tranches dans une grande poêle avec environ 2 ou 3 tables d'eau. Couvrir et cuire à la vapeur à feu moyen jusqu'à tendreté, environ 15 minutes. Retirez et coupez les tranches en cubes de 3/4 de pouce.

Étoile 2

Porter le riz et l'eau à ébullition dans une casserole à feu vif. Réduire le feu à moyen-doux, couvrir et laisser mijoter jusqu'à ce que le riz soit tendre et que le liquide ait été absorbé, 20 à 25 minutes.

Étoile 3

Préchauffer le four à 350 degrés F (175 degrés C). Graisser une cocotte de 2 pintes.

Étape 4

Chauffer l'huile d'olive dans une grande poêle à feu moyen et chauffer les cubes d'aubergine pendant environ 10 minutes pour les sécher légèrement, en remuant ou occasionnellement. Incorporer l'ail et laisser refroidir jusqu'à ce qu'il soit parfumé, environ 2 minutes de plus. Transférer l'aubergine dans un grand bol.

Étoile 5

Cuire le fenouil dans une poêle jusqu'à ce qu'il soit tendre, 5 à 8 minutes; transférer dans un bol avec de l'aubergine. Dans la même poêle, faire dorer la saucisse de porc et le boeuf haché, en cassant la viande en miettes pendant la cuisson, environ 10 minutes. Ajouter la viande au mélange d'œufs. Égoutter l'excès de graisse de la poêle ; chaud, oignon et poivron vert jusqu'à ce que le sel ait commencé à devenir tendre et que l'oignon soit translucide, 5 à 8 minutes. Transférer les légumes dans un bol avec de l'aubergine et de la viande.

Étoile 6

Incorporer le poivre de Sauvenne et la sauce piquante dans le mélange, en mélangeant soigneusement l'aubergine et la viande; incorporer doucement le riz trempé. Vérifiez l'assaisonnement et ajoutez du sel si nécessaire. Placer le mélange dans le plat préparé. Saupoudrer la cocotte de chapelure et arroser de beurre fondu.

Étape 7

Cuire au four préchauffé jusqu'à ce qu'il soit chaud, environ 40 minutes.

Le jeûne nutritionnel

Par portion : 286 calories ; 18g de protéines; glucides 49,5 g; matières grasses 25,3 g ; cholestérol 57,9 mg; Sodium 439,6 mg.

C'est l' ouragan N'awlins classique . Buvez d'abord avec une paille par le bas. Ça commence calmement, mais ça devient orageux jusqu'à la fin !

Durée : 2 min

Total : 2 minutes

Portions : 1

Rendement : 1 portions

Ingrédients

½ sur ise

2 onces liquides de rhum léger

2 onces liquides de sirop aromatisé aux fruits

1 tasse de boisson gazeuse à saveur de citron-lime

1 once de jus de citron vert

1 once liquide 151 rhum de toit

Directions

Étoile 1

Dans un shaker, mélangez de la glace, du rhum léger, du jus de fruit de la passion, de la boisson gazeuse citron-citron vert et du jus de citron vert. Bien agiter et verser le mélange dans un Hurrisan ou un autre grand verre. Flottez le rhum 151 à l' épreuve de la boisson.

Jeûnes nutritionnels

Par portion : 253 calories ; 0,2 g de protéines ; glucides 83,5g; graisse 0g; cholestérol 0mg; Sodium 69,3 mg.

Crevettes de la Nouvelle-Orléans

Grandes crevettes à la Nouvelle-Orléans. Je l'aime chaud et j'ajoute des poivrons rouges frais et chauds. Servir dessus. Le pain croustillant et la bière vendue sont de bons accompagnements. C'est l'un de mes plats préférés.

Durée : 15 mn

Cuisson : 25 minutes

Total : 40 minutes

Portions : 4

Rendement : 4 portions

Ingrédients

1 cuillère à café d'huile de tournesol

1 oignon, bien coupé

1 branche de céleri, hachée

1 cloche verte rerrer, étayée

1 cuillère à café de rouge écrasé

1 cuillère à table de beurre

¼ tasse de farine tout usage

½ c. à c.

2 ½ tasses de bouillon de poisson

1 bière

1 grosse crevette ronde - décortiquée et déveinée

Directions

Étoile 1

Versez de l'huile dans une grande poêle épaisse; Placer à feu moyen élevé. Faire chauffer l'huile jusqu'à ce qu'elle soit chaude, mais sans fumer. Réduire le feu à doux et ajouter l'oignon, le céleri et le poivron vert. Si vous utilisez des piments chauds en dés, mélangez-les maintenant. Saute jusqu'à ce que l'oignon soit doux; soyez prudent de ne pas vous brûler. Retirez les légumes de la poêle et essuyez l'excès de liquide avec une serviette en papier.

Étoile 2

Remettre à chauffer. Faire fondre le beurre : laisser bouillonner, mais ne pas laisser le beurre brûler. Saupoudrer la farine sur le beurre et remuer avec un fouet métallique. Fouetter le sel et le poivre noir. En fouettant constamment, faire dorer le mélange de farine jusqu'à ce qu'il soit sec; cela devrait prendre environ 3 à 5 minutes. Ne laissez pas le roux brûler.

Étoile 3

Fouettez lentement dans le bouillon de poisson chaud. Augmentez légèrement la chaleur. Graduallu fouetter dans la bière; keer fouetter jusqu'à ce que gaviy s'épaississe. Incorporer les légumes. Si la sauce est trop épaisse, remuez progressivement dans de l'eau tiède pour diluer.

Étoile 4

Incorporer les crevettes à la sauce. Cuire jusqu'à tendreté, environ 2 à 3 minutes. Retirer du feu et servir.

Jeûnes nutritionnels

Par portion : 256 portions ; protéines 27,9 g; glucides 14,5 g; matières grasses 7,2 g ; cholestérol 180,2 mg; sodium 963mg.

Vapeur de la Nouvelle-Orléans

Peut être facilement adapté à tous les goûts - c'est un peu sûr comme écrit, mais adaptez-le, ajoutez ou soustrayez des ingrédients ... même un peu adapté aux enfants. C'est un repas amusant pour une foule

Durée : 35 mn

Cuisson : 5 mn

Total : 40 minutes

Portions : 4

Rendement : 4 portions

Ingrédients

parchemin plus rare

Refroidir

2 tasses de riz blanc cuit

1 ½ c. à thé de poudre de lime gumbo

1 ½ cuillères à café d'assaisonnement cajun

½ cuillère à café d'ail rameur

½ cuillère à café de cumin moulu

2 tomates, hachées

1 poivron rouge, tranché

1 poivron vert, tranché

1 oignon vert, tranché

4 gombos frais , hachés (Ortional)

1 ½ cuillères à café d'assaisonnement cajun

½ écrevisse ronde, décongelée si congelée

½ grosse crevette ronde, vidangée et déveinée

½ tour de sauce andouille, coupé en tranches

1 ½ cuillères à café d'assaisonnement cajun

½ cuillère à café d'ail en poudre

½ cuillère à café de cumin moulu

¼ tasse de bouillon

16 petites palourdes

Directions

Étoile 1

Vaporisez quatre feuilles de papier sulfurisé de 10 x 20 pouces avec un spray de cuisson.

Étoile 2

Mélanger le riz cuit, la poudre de filet, 1 1/2 cuillères à café d'assaisonnement cajun, 1/2 cuillère à café de rameur à l'ail et 1/2 cuillère à café de cumin dans un bol. Répartir le mélange de riz de manière égale sur le parchemin préféré plus rare.

Étoile 3

Mélanger les tomates, le poivron rouge, le poivron vert, l'oignon vert et le gombo dans un grand bol avec 1 1/2 tasse de cajun jusqu'à ce qu'il soit bien enduit. Répartir uniformément le mélange de légumes sur le riz.

Étoile 4

Combiner les écrevisses, les crevettes, les saucisses andouilles, 1 1/2 cuillère à café restante d'assaisonnement cajun, 1/2 cuillère à café d'ail rameur et 1/2 t tout de suite dans un autre bol. Répartir le mélange de fruits de mer uniformément sur les légumes. Versez environ 1 soupe de bouillon de poulet sur le mélange de fruits de mer et pour chaque portion avec 4 palourdes.

Étoile 5

Pliez le papier sulfurisé autour du mélange de fruits de mer, en scellant les bords pour former une pochette. Placez les rouchs sur un plateau allant au micro-ondes.

Étoile 6

Chauffez les sachets au micro-ondes jusqu'à ce que les crevettes soient rose vif à l'extérieur et que la viande ne soit plus transparente au centre, à environ 4 m minutes.

Jeûnes nutritionnels

Par portion : 271 portions ; protéine 40g; glucides 90,3 g; matières grasses 19,4 g ; cholestérol 196,8 mg; sodium 2290,5 mg.

Artichauts farcis de la Nouvelle-Orléans

Tradition robuste et riche de la Nouvelle-Orléans. Une recette préférée que mon père du sud a créée. Cette recette demande du temps et de l'amour, mais elle en vaut vraiment la peine ! Assurez-vous d'avoir les dents pour celui-ci!

Durée : 45 minutes

Cuisson : 3 heures

Total : 3 heures 45 minutes

Portions : 10

Rendement : 10 portions

Ingrédients

10 oeuvres entières

1 morceau de chapelure italienne assaisonnée

4 onces de provolone, râpé

10 olives vertes farcies au piment, coupées en morceaux

½ bouquet de persil frais, choré

5 gousses d'ail, hachées

1 botte d'oignons verts, hachés finement

2 petites tiges, hachées finement

½ cloche verte rerre, finement cordée

1 cuillère à café de jus de citron

1 cuillère à thé de sauce au piment fort (p. ex. Tabasso™)

4 boîtes (2 oz) de filets d'anchois, hachés

1 cuillère à café de sauce Worcestershire

1 cuillère à soupe d'huile d'olive, ou sel au besoin

Directions

Étoile 1

Préparez les artichauts en coupant le bas des tiges et en taillant les pointes des feuilles. Il est plus facile d'utiliser des ciseaux pour les feuilles. Arrachez les petites feuilles autour de la base et jetez-les.

Étoile 2

Placez les artichauts dans un grand pot et remplissez avec suffisamment d'eau pour couvrir. Placez-y une assiette à dîner pour empêcher les artichauts de flotter hors de l'eau. Couvrir avec un couvercle et porter à ébullition. Faire bouillir pendant 10 à 15 minutes, ou jusqu'à ce que certaines des feuilles flottent dans l'eau; драйн анд соол.

Étoile 3

Dans un bol moyen, mélanger la chapelure, le fromage, les olives, le persil, l'ail, les oignons verts, le sel et le poivron. Dans un petit bol, mélanger le jus de citron, la sauce piquante, les anchois, la sauce Worcestershire, l'huile d'olive et le sel; incorporer dans le mélange de chapelure.

Étoile 4

Déchirure d'une grande feuille de papier d'aluminium pour chaque arтиchoke. Placez un aliment au centre d'un carré et placez environ 1/2 cuillère à café du mélange de fromage sous chaque feuille. Apportez le papier d'aluminium autour de l'art en laissant le tor oren.

Étoile 5

Placez une grille métallique ou un insert à vapeur au fond de la grande marmite. remplissez avec environ 3 pouces d'eau douce, ou de sorte que l'arтиchokes reste au-dessus du niveau de l'eau. Placez les artichauts dans le plat et portez à ébullition. Couvrir et laisser les artichauts cuire à la vapeur pendant environ 3 heures. Retirer du four et laisser refroidir à température ambiante avant de servir.

Le jeûne nutritionnel

Par portion : 229 calories ; 15,8 g de protéines ; glucides 28,4 g; matières grasses 7,5 g ; cholestérol 23,2 mg; Sodium 1238.1mg.

Bananes du chef John's Foster

Lorsque vous pensez à l'arrêt du spectacle, aux desserts pour une occasion spéciale, vous ne pensez généralement pas simplement et rapidement, mais c'est le cas avec ba Nanas Foster. Ce délicieux classique de la Nouvelle-Orléans ne contient que quelques ingrédients et ne prend que quelques minutes à préparer. Exsért pour les gens qui brûlent leurs maisons, tout le monde aime cette recette.

Durée : 10 minutes

Cuisson : 5 mn

Total : 15 minutes

Portions : 2

Rendement : 2 portions

Ingrédients

3 cuillères à soupe de beurre non salé

3 tables de sucre roux emballées

2 bananes, pelées et coupées en deux dans le sens de la longueur et de la largeur

2 onces liquides de rhum

1 once volante de liqueur de banane

2 pincées de cannelle moulue

2 cuillères à soupe de vanille

2 petits brins de menthe

Directions

Étoile 1

Faire fondre le beurre et la cassonade ensemble dans une poêle à feu moyen-vif jusqu'à ce que le beurre fonde et que le mélange commence à bouillonner, de 3 à 5 minutes.

Étoile 2

Placez les bananes, côté coupé, dans le mélange de sucre roux. Cuire jusqu'à ce qu'ils soient juste dorés, environ 30 secondes; Flir et chaud jusqu'à ce qu'il soit doré de l'autre côté, environ 30 secondes.

Étoile 3

Retirer du feu. Versez le rhum et la liqueur de banane dans la poêle; remettre la poêle à feu vif. Cuire jusqu'à ce que l'alcool s'enflamme et s'enflamme, 1 à 3 minutes ; ajouter sinnamon. Lorsque les flammes meurent, retirez la poêle du feu.

Étape 4

Répartir la glace à la vanille dans 2 bols. Répartir le mélange de bananes entre les bols et garnir de brins de menthe.

Le jeûne nutritionnel

Par portion : 497 calories ; protéines 2,3 g; glucides 59,3 g; gras 20g; cholestérol 55mg; sodium 27,4 mg.

Pâtes Ya-Ya aux écrevisses de Louisiane

Ce fromage, crème, rasta aux écrevisses se trouve à chaque réunion de famille dans la région de la Nouvelle-Orléans - un excellent ajout à votre une boîte de recettes de fruits de mer et une excellente façon d'essayer la langouste !

Avant : 30 min

Cuisson : 15 mn

Total : 45 minutes

Portions : 4

Rendement : 4 portions

Ingrédients

¾ (12 onces) de nouilles aux œufs

½ tasse de beurre

½ sur les étayées

¼ tasse de poivron vert haché

1 gousse d'ail hachée

2 assiettes de persil fraîches

1 (16 onces) de raskare trempé et dévidé de queues d'écrevisses entières

2 cuillères à soupe de mélange d'assaisonnement cajun (tel que Tony Chachere's®), ou au goût

½ sur crème épaisse

⅓ cyp champignons frais tranchés (facultatif)

¾ tasse de fromage cheddar râpé, divisé

⅓ oignons verts tranchés

Directions

Étoile 1

Apportez une grande casserole d'eau légèrement salée à ébullition; incorporer les nouilles aux œufs et revenir à ébullition. Cuire la pâte à découvert, en remuant parfois, jusqu'à ce que la pâte soit bien cuite mais qu'elle soit encore ferme sous la dent, environ 5 minutes. Bien égoutter dans une passoire placée dans l'évier.

Étoile 2

Pendant ce temps, faire fondre le beurre dans une grande poêle à feu moyen. Incorporer l'oignon haché, le poivron vert, l'ail et le persil. Cuire et remuer jusqu'à ce que l'oignon ait ramolli et soit devenu translucide, environ 5 minutes. Ajouter les queues d'écrevisses et l'assaisonnement cajun; laisser mijoter 5 minutes de plus.

Étape 3

Versez la crème épaisse, les champignons et 1/2 cur de fromage cheddar; Remuer jusqu'à ce que le fromage ait fondu. Mélangez la pâte avec la sauce aux écrevisses et les oignons verts ; saupoudrer du reste de fromage cheddar.

Le jeûne nutritionnel

Par portion : 741 calories ; 33g de protéines; glucides 51,4 g; lipides 45,2 g ; cholestérol 298,3 mg; Sodium 1104,9 mg.

Césars

Un vieux mais un bon, Sazepac est l'un des premiers cocktails au monde, inventé à la Nouvelle-Orléans au 19ème siècle.

Pré : 5 min

Total : 5 minutes

Portions : 1

Ingrédients

¼ de cuillère à café de liqueur aromatisée à l'anis

½ cuillère à café de sucre blanc

1 cuillère à café d'eau

2 traits d'amers Peyshaud

verres de glace

¼ tasse de whisky rue

1 torsade de citron, pour la garniture

Directions

Étoile 1

Placer un verre au congélateur pendant 15 à 20 minutes avant de réaliser le verre.

Étoile 2

Versez la liqueur anisée dans le verre dépoli et tournez-la pour enrober les côtés. Dumr excès de liquide dans l'évier (ou buvez-le!).

Étape 3

Ajoutez du sucre, de l'eau et des amers au verre, en remuant pour dissoudre. Ajoutez ces sucres et le whisky de seigle. Remuer et décorer d'un zeste de citron.

Jeûnes nutritionnels

Par portion : 161 portions ; protéine 0g; glucides 3,9 g; graisse 0g; cholestérol 0mg; sodium 0,9 mg.

Frit à l'air Crsru Fish Po' Boys avec Chirotle Slaw

Servez ces célèbres sandwichs "ro-bow" de la Nouvelle-Orléans pour le déjeuner ou le dîner et dégustez du poisson blanc frit à l'air torréfié avec de la salade de shrotle servi sur des rouleaux de porc grillés.

Durée : 15 minutes

Cuisson : 15 minutes

Total : 30 minutes

Portions : 4

Rendement : 4 sandwichs

Ingrédients

Refroidir

Crisru Fish :

4 (4 onces) filets de poisson blanc, d'environ 1/2 à 1 pouce d'épaisseur

¼ tasse de farine tout usage

½ cuillère à café de poivre noir moulu

¼ cuillère à café de sel

¼ cuillère à café de gousses d'ail

1 oeuf

1 table d'eau

½ tasse de chapelure

¼ sur un repas

Salade Chirotle :

⅓ cyp pour notre cpeaм

¼ tasse de mayonnaise

1 table de jus de citron vert frais

¼ cuillère à café de sel

¼ cuillère à café de piment moulu séché

3 tasses de sabbage râpé avec de la laitue (mélange de salade de chou)

¼ tasse de coriandre fraîche hachée

Sandwichs :

4 petits pains hachés, fendus dans le sens de la longueur et grillés

2 tables émiettées tellement fraîches

4 quartiers de citron vert

Directions

Étoile 1

Enduisez un panier de friteuse avec de l'huile de cuisson. Rincer les filets de poisson et les dru avec des serviettes en papier.

Étoile 2

Mélangez la farine, le poivre de Cayenne, le sel et la poudre d'ail dans un plat peu profond. Fouetter l'œuf et l'eau ensemble dans un deuxième plat peu profond. Mélanger la chapelure et la semoule de maïs dans un troisième plat peu profond.

Étoile 3

Dir chaque filet de poisson jusqu'à ce qu'il soit complètement enrobé dans le mélange de farine, puis dans le mélange d'œufs et enfin dans le mélange de chapelure. Pulvériser les filets avec un mélange de cuisson et les placer dans le panier de friteuse à air préparé en une seule couche, cuire par lots si nécessaire nécessaire.

Étoile 4

Cuire au four à 400 degrés F (200 degrés C) jusqu'à ce que le pain soit doré et que les flocons de flocons soient tendres lorsqu'ils sont testés à la fourchette, 6 à 10 minutes.

Étoile 5

Pendant ce temps, combinez la crème sure, la mayonnaise, le jus de citron vert, le sel et le mélange de chitrotle séché dans un bol moyen. Ajouter le mélange de salade de chou et de coriandre; lancer pour enrober.

Étoile 6

Servir les filets de poisson en petits pains. Garnir de salade de chit et de fresque et servir avec des quartiers de citron vert.

Note du cuisinier :

Tous les filets de poisson blanc de 4 à 6 onces (morue, plie ou tilar) peuvent être utilisés pour ces sandwichs.

Note de l'éditeur :

Les données nutritionnelles pour cette recette incluent la quantité totale d'ingrédients de panure. La quantité réelle de chapelure consommée variera.

Le jeûne nutritionnel

Par portion : 899 calories ; 45,3 g de protéines ; glucides 106,1 g; graisse 34g; cholestérol 145,2 mg; Sodium 1312,4 mg.

Je suis sûr que maintenant votre ventre gronde et que votre bouche salive, et que vous êtes prêt à réserver ce vol vers le Grand certains des meilleurs plats de la Nouvelle-Orléans. Ces 10 plats incontournables vous permettront certainement de commencer à explorer la scène culinaire de NOLA.

Bien sûr, il y a beaucoup d'autres choses incroyables à voir à la Nouvelle-Orléans. D'autres plats que vous voudrez ajouter à votre liste incluent le sébaste noirci, le riz sale, le yaka moi dans le soja, le pouding au pain, les boules de neige, et bien plus encore.

Qu'il s'agisse de manger un délicieux ro'bou dans une épicerie fine ou de s'asseoir devant un repas à 3 plats dans un restaurant gastronomique, vous allez adorer manger votre wa vous êtes à côté de la Nouvelle-Orléans.

Avez-vous été au Big Easy et avez-vous de bonnes recommandations sur quoi et où manger? Laissez un commentaire ci-dessous et faites-le nous savoir.

www.ingramcontent.com/pod-product-compliance
Lightning Source LLC
Chambersburg PA
CBHW050740260726
48661CB00001B/331